COMO PERDER GORDURA CORPORAL E MANTER O SEU PESO

PERDER QUILOS SEM EFEITO REBOTE, ELIMINAR A GORDURA ABDOMINAL E DAS PERNAS, QUEIMAR CALORIAS RAPIDAMENTE DE FORMA NATURAL

Jessy M. Brown

Tabela de Conteúdos

Introdução

A perda de peso não pode ser alcançada num piscar de olhos. Antes de atingir o seu objectivo final, tem de dar passos precisos e livrar-se do seu estilo de vida pouco saudável. Dependendo dos seus esquemas preferidos, perder peso pode ser fácil ou complicado.

A perda de peso requer uma redução na ingestão de calorias. A maioria das pessoas tenta perder peso através do exercício ou dieta.

Cada pessoa tem sua própria razão para escolher perder peso. Alguns deles querem desenvolver a sua autoconfiança ou ter uma aparência mais atraente, enquanto outros querem apenas manter-se saudáveis e em forma. Sejam quais forem as suas razões, não há nada com que se preocupar. Conseguir um corpo e peso perfeitos pode ser feito sem praticar procedimentos complicados. É sobre como você se controla e se motiva a viver um estilo de vida saudável.

Para aprender mais sobre a perda e a manutenção do peso, este livro servirá como sua guia definitiva. Através disso, você tem a oportunidade de reconhecer seus fatos fundamentais. Então comece a ler este livro e comece a melhorar a sua condição de peso e estilo de vida.

A realidade da perda de peso

Se você quer ficar em forma, mudar seu corpo para um perfeito ou parecer mais sexy, você tem que entender todo o conceito de perda de peso. Se você ler notícias de saúde regularmente, você provavelmente vai reconhecer que a taxa de obesidade tende a aumentar. Essa condição alarmante tem despertado profissionais e organizações de saúde. Como resultado, eles estão fornecendo conselhos e soluções adequadas para resolver este problema. No entanto, a ajuda destas agências de saúde não é suficiente.

Se você quer realmente reduzir seu peso, você tem que se ajudar yourself. Você precisa estar mais consciente de seu estilo de vida e atividades diárias.

A perda de peso refere-se a uma

redução na massa corporal total caracterizada por uma perda de músculo esquelético e gordura corporal. Este termo vem em dois tipos:

- Perda de peso intencional - Quando uma pessoa intencionalmente reduz seu peso, muitas vezes eles planejam uma dieta ou programa de treinamento. Estes programas são projetados para perder uma certa quantidade de peso em um curto período de tempo.

- Perda de peso involuntária - A perda de peso pode ser acidental se uma pessoa está sofrendo de qualquer problema de saúde não tratada. Exemplos típicos disso são diabetes, estresse, ansiedade e muito mais.

Como dizem os especialistas, perder peso oferece múltiplos benefícios. Além de uma aparência impressionante, você também tem a oportunidade de viver por mais anos. As pessoas obesas sofrem frequentemente de múltiplas doenças, como diabetes, hipertensão, doenças cardíacas e cancro.

> ### Considerações e pontas da perda do peso

Mesmo se você escolher perder peso instantaneamente, é essencial evitar dietas de choque, dietas da moda, jejum freqüente e outras medidas de perda de peso intenso. Estes planos podem colocá-lo em risco por problemas de saúde.

Por exemplo, pessoas que usam laxantes enquanto fazem dieta podem desenvolver desidratação, problemas renais, problemas cardíacos e danos intestinais.

A mais melhor maneira perder mais peso é comer uma dieta que cubra os alimentos saudáveis direitos. Isto pode ajudar a manter a função corporal enquanto reduz o peso. Antes de realizar qualquer atividade ou participar de qualquer programa, certifique-se de consultar seu nutricionista ou médico.

Ao fazer uma planta da perda do peso, você deve sempre incluir o exercício apropriado. Para além de queimar calorias através de uma actividade física intensa, o treino regular desenvolve um metabolismo de repouso. Portanto, ele pode ajudar o corpo a queimar mais calorias enquanto faz atividades comuns.

Como controlar o peso corporal?

Nem todos sabem como perder peso. Às vezes, eles apenas dependem de vários programas que visam reduzir mais gordura corporal e alcançar uma figura perfeita. Antes de começar a reduzir sua gordura, você deve primeiro entender os fatos fundamentais da gestão do peso.

A gestão do peso é definida como uma abordagem duradoura para um estilo de vida saudável. Abrange um equilíbrio entre exercício físico e alimentação saudável, de modo a associar a ingestão e o consumo de energia. Compreender as necessidades do seu corpo é essencial para a gestão do peso. Também pode controlar o consumo excessivo ou insuficiente de alimentos.

Os nutricionistas afirmam que a gestão do peso não abrange as dietas fadistas.

Muitas vezes foca-se nos resultados a longo prazo seguidos pela manutenção do peso corporal. Se você controlar o seu peso, você pode conseguir não só uma figura perfeita, mas também evitar doenças crônicas.

➢ *Métodos de controlo do peso*

O controle de peso vem em vários métodos. Alguns são fáceis de seguir, enquanto outros necessitam de uma monitorização constante e de uma aplicação rigorosa. Para mais detalhes sobre esses esquemas, aqui estão alguns de seus vários métodos que você deve saber:

- Mais ingestão de proteínas - Os especialistas em alimentação dizem que a ingestão de proteínas no pequeno-almoço tem um efeito maior em comparação com as refeições subsequentes. Também tem um efeito termogénico maior do que as gorduras e os hidratos de carbono. Se

você comer alimentos ricos em proteínas no café da manhã, isso ajuda a aumentar a atividade do glucagon.

- Use pratos menores - Através do uso de pratos menores, ele ajuda você a consumir porções menores de alimentos. Portanto, oportunidades para consumir menos calorias são observadas. Se você continuar a usar pratos maiores, você sempre será tentado a consumir porções maiores e que leva ao ganho de peso.

- Comer alimentos com baixas calorias - Uma diminuição média na ingestão de calorias leva sempre a uma perda de peso lenta. Alface, brócolis, toranja, couve-flor e outros alimentos de baixa caloria são recomendados.

- Coma mais alimentos lácteos - A maioria dos nutricionistas dizem que o consumo de produtos lácteos pode reduzir a gordura corporal. Isto acontece porque uma quantidade maior de cálcio na dieta desenvolve a quantidade de energia e gordura que é removida do corpo.

- *Pare de beber refrigerantes ou bebidas açucaradas* - Um dos principais fatores que contribuem para o aumento de peso são as bebidas açucaradas. Mesmo que estas bebidas sejam deliciosas e pareçam inofensivas, as bebidas carbonatadas consistem numa grande quantidade de calorias. Para evitar calorias, deve beber sempre mais água. Os especialistas sugerem consumir oito a dez copos de água regularmente.

- *Dormir Adequadamente* - Como a maioria das pessoas está ocupada fazendo suas atividades pessoais, elas muitas vezes negligenciam a prática de hábitos de sono adequados. Se você dormir a tempo, ele ajuda a aumentar o metabolismo e alivia o estresse sobre o corpo. Estes aspectos estão relacionados com a perda de peso e o metabolismo rápido.

Com sua compreensão desses

esquemas, você pode criar métodos que ajudarão a reduzir a gordura e manter um estilo de vida saudável.

Dietas da moda

Todos os povos que querem reduzir a gordura de corpo são dispostos tentar diversas dietas que viram em mostras populares da conversa da televisão, em compartimentos, ou em livros. A maioria destas dietas prometem fornecer resultados perfeitos e rápidos. Hoje em dia, estas dietas são conhecidas como "dietas da moda". O que são estas dietas da moda e qual a sua eficácia?

As dietas de Fad consultam a todo o programa ou planta da dieta que reivindica ter descoberto os segredos os mais atrasados ao peso perdedor. Estas dietas são cada vez mais populares porque prometem resultados rápidos, oferecem procedimentos fáceis e são acessíveis.

A maioria das dietas de moda são

baseadas em manipulações de macronutrientes. Eles consistem em uma baixa ingestão de calorias para obter seus efeitos de perda de peso. Além disso, eles não são apoiados por pesquisas científicas rigorosas e podem ser prejudiciais à sua saúde. Algumas dietas da moda restringem a ingestão total de energia. Eles também reduzem a ingestão de carboidratos para uma rápida perda de peso.

As 3 dietas da moda que realmente funcionam

Se você está disposto a praticar dietas de moda, você precisa saber que tipos de dietas funcionam e o que não funcionam. Para orientação adicional, aqui estão as três dietas da moda que realmente funcionam:

1. *Master Cleanse Diet Lemonade* - Estudos têm mostrado que existem celebridades que praticam este plano. Esta dieta inclui o consumo exclusivo do limpador de limonada à base de limões, água, xarope de ácer e pimenta de caiena. Em comparação com outros métodos, é bastante difícil, uma vez que não é necessário comer nenhum alimento.

2. Baixa caloria, dietas de baixa gordura - Esta dieta vem com uma baixa ingestão de calorias. Ele também leva à perda de peso, mas você precisa seguir métodos rigorosos. No entanto, as pessoas que seguem esta dieta precisam de controlar a sua ingestão diária de alimentos. Se não, podem facilmente ganhar peso.

3. Alta proteína, dietas low-carbohydrate - A mais conhecida dieta high-protein, low-carbohydrate é a dieta de Atkins. Promove a eliminação completa dos hidratos de carbono. Portanto, ele oferece rápida perda de peso e uma condição corporal saudável.

Algumas pessoas acreditam que as dietas da moda são bastante prejudiciais à sua saúde. No entanto, nem sempre é esse o caso. É simplesmente como escolher a melhor dieta de moda disponível no mercado. Se você está planejando praticar qualquer dieta da moda, espere os seguintes benefícios:

- Motivação - O derradeiro desafio de perder peso é manter-se motivado. Se você mudar seus hábitos de exercício e alimentação, você precisa de um grande compromisso. Às vezes, quando você percebe que os resultados são muito lentos, pode se sentir desanimado ou frustrado. Entretanto, se você continuar o processo, você observará que você está reduzindo mais gordura e tem o corpo perfeito que você quis.

- Oferece boa saúde - As dietas Fad como dietas cruas eliminam todos os alimentos que são processados ou cozinhados. Eles também se concentram no consumo de vegetais e frutas frescas. A dieta de Atkins, por outro lado, ajuda a reduzir a ingestão de hidratos de carbono.

A chave para uma boa saúde é comer uma variedade de alimentos ricos em vitaminas e nutrientes.

- Conscientização - Uma dieta moderna pode fazer você se sentir ativo ou energético. O que quer que tipo de dieta do fad você escolhe praticar, você deve sempre estar ciente dos alimentos diferentes que você necessita comer. Você também saberá quais alimentos são perfeitos para sua condição corporal e quais não são.

Com grande informação sobre estas dietas da moda, você pode facilmente decidir qual delas atende às necessidades de sua condição corporal saudável. Depois de encontrar as melhores dietas, não se esqueça de seguir cada passo e estar ciente do seu estilo de vida diário.

Tudo sobre exercícios

Exercício e perda de peso giram em torno de uma palavra: calorias. Embora as pessoas precisem de comida para sobreviver, há sempre uma limitação. Digamos, por exemplo, que o consumo excessivo de hidratos de carbono não é aconselhável. Para queimar mais gordura, você precisa fazer alguns exercícios. Quer queira uma rotina suave ou intensa, deve sempre seguir os seus procedimentos.

Um exercício ideal de perda de peso inclui uma combinação de treino de peso e exercício aeróbico. Especialistas dizem que se você continuar se exercitando todos os dias, é mais provável que você mantenha seu peso por mais tempo e consiga uma condição corporal mais saudável.

Como existem vários exercícios de perda

de peso, alguns de vocês podem achar difícil escolher um. Para resolver este problema, aqui estão os poucos métodos de treinamento que você deve seguir:

- Exercício aeróbico - Este é um tipo de exercício que desenvolve a respiração e a frequência cardíaca durante um período contínuo e sustentado. Exemplos típicos deste exercício incluem natação, ciclismo, dar passos e caminhar. Para melhores resultados, você pode fazer pelo menos dois ou três exercícios por dia.

- Exercícios cardiovasculares com equipamento - As máquinas podem oferecer múltiplos exercícios cardiovasculares. Os exemplos mais comuns são treinadores elípticos, escaladores, treinadores de movimento adaptativo e muito mais. A maioria destes dispositivos ajuda a monitorizar a sua frequência cardíaca enquanto reduz mais gordura corporal.

- Treino de Força - Perfeito para todas

as idades e reconhecido como um componente vital da fitness. Se você quer fazer exercícios de levantamento ou de suporte de peso, você pode ajudar a aumentar ou manter a massa muscular. Você também pode reduzir o peso e desenvolver uma condição corporal saudável.

Além do acima mencionado, existem vários exercícios de perda de peso. Na verdade, há algumas pessoas que preferem entrar em vários ginásios de fitness. Para aqueles que estão muito ocupados, preferem fazer exercícios intensos em casa.

À medida que continua a fazer exercício, a sua frequência cardíaca tende a aumentar. Como resultado, o seu metabolismo também se desenvolve e as chances de queimar mais gorduras estão aumentando muito. Para cada minuto de treino, pode queimar uma quantidade específica de calorias. As calorias queimadas dependem da dinâmica do exercício. Estudos mostraram que quanto mais calorias queimar durante o exercício, mais calorias terá. Portanto, você pode perder mais peso em um curto período de tempo.

Além disso, quando continua a treinar, a glicose é lentamente esgotada. O corpo então recorre ao seu armazenamento de gordura e queima a gordura interna para produzir energia para substituir a glicose. Isto significa que quando você queimar mais gordura, você perderá o peso será visível.

Mesmo se houver uns exercícios múltiplos da perda do peso, alguns ainda encontram-no difícil de conseguir seu objetivo final. Se você é um deles, a melhor opção que você deve tomar é fazer um diário. No teu diário, tens de escrever as tuas actividades diárias. Você deve também detalhar os alimentos diferentes que você necessita comer ao treinar. Para se certificar de que segue o seu plano de treino, tem de se encorajar. Você pode também alistar as muitas razões porque você escolhe perder o peso. Desta forma, você será sempre inspirado a realizar as atividades necessárias.

O papel das emoções na perda de peso

Acredite ou não, as suas emoções desempenham um papel vital na sua condição de peso. Às vezes as pessoas deprimidas preferem comer mais comida para aliviar a sensação de desconforto. Outros também se voltam para a alimentação para conforto, especialmente quando estão estressados e frustrados com seu trabalho. Como resultado, esta ação pode levar ao ganho de peso. Diz-se que quanto mais você entender sobre como as emoções afetam seus hábitos alimentares, melhor preparado você estará para superar alguns dos obstáculos que você enfrenta para controlar sua ingestão diária de alimentos.

A alimentação emocional refere-se ao acto de comer para se sentir melhor. A maioria das pessoas vê a comida como mais do que apenas uma fonte de energia corporal. Às vezes, eles gostam de comer, especialmente durante o seu tempo livre. Não há nada de errado com este hábito. No entanto, você deve sempre conhecer suas limitações quando se trata de ingestão de alimentos.

As pessoas costumam comer para lidar com os seus maus sentimentos. No entanto, esse hábito pode levar a sérios transtornos alimentares, depressão, obesidade e ganho de peso. Se você não quiser experimentar quaisquer problemas de saúde devido à ingestão excessiva de alimentos, você precisa encontrar maneiras de resolver este problema.

> ### Como combater os desejos emocionais?

Algumas pessoas têm dificuldade em gerir as suas emoções e hábitos alimentares. Se você é um deles, você deve sempre conhecer as diferentes estratégias para gerenciar seu peso. Para sua orientação, aqui estão eles:

- Avalie seu nível de fome - Antes de começar a comer, avalie seu nível de fome. De 1 a 10, dez escalas são as mais altas e isso significa que você está cheio. Se você notar que seu nível de fome está entre 3 e 10, você precisa evitar comer. Você só pode consumir alimentos suficientes se o nível de fome for 1 ou 2.

- Lidar com outras actividades reconfortantes - Em vez de comer mais comida enquanto está stressado, tente procurar actividades alternativas que possam aliviar a sua condição actual. Exemplos típicos são ouvir a sua música favorita, tocar um instrumento musical, conversar com amigos ou dar um passeio.

- Prática de Exercício Diário - É inegável que o treino regular pode ajudar a reduzir o peso. Mas também pode ajudar a lidar com a ansiedade e o stress. Através do exercício diário, você pode

evitar comer demais. Portanto, você pode facilmente gerenciar suas emoções como você desenvolver sua condição de saúde.

- Usar Interferência de Três Alimentos - Este esquema é feito comendo três tipos de alimentos nutritivos antes de comer seus alimentos favoritos. Os alimentos saudáveis típicos são vegetais, iogurte, frutas e muito mais.

Como pode ver, há várias maneiras de lidar com as suas emoções. Se você está deprimido ou sofrendo de um problema emocional, você não precisa comer uma e outra vez. Quando souber como lidar com as suas emoções, não se sentirá tentado a comer mais comida.

Como definir objectivos?

Se você quer perder o peso, você deve ajustar seu objetivo final. Você também precisa atingir seus objetivos, não importa o custo. Ele diz que estabelecer metas realistas antes de iniciar um plano de perda de peso provou ser eficaz.

Às vezes as pessoas acham difícil definir metas de perda de peso e manutenção. Em vez de se preocupar com essa questão, a pesquisa precisa é uma opção ideal. Você também pode procurar ajuda de especialistas e amigos confiáveis para obter mais detalhes.

Os passos precisos para definir metas de perda de peso não são muito complicados. Se você é um iniciante ou não, você pode facilmente fazer o seu próprio plano. Para mais detalhes, aqui estão alguns passos que você deve conhecer:

Passo 1: Comece a estabelecer pequenas metas diárias - Antes de tentar perder mais libras, seu primeiro objetivo é perder pelo menos uma libra por semana. Isto é mais fácil de conseguir do que reduzir mais peso num instante. Para ter certeza de que você alcança este objetivo, você tem que estabelecer o seu estado de espírito. Você precisa lembrar-se de seu objetivo de treinos diários contínuos e um estilo de vida saudável.

Passo 2: Estabeleça Metas Avançadas - Quando você atingir seu primeiro objetivo, você precisa subir de nível. Por exemplo, se você já atingiu a meta de 30 minutos de caminhada por dia, você deve estendê-la para uma hora de caminhada por dia. Você também precisa comer porções menores em cada refeição. Para obter os melhores resultados, você precisa procurar aconselhamento especializado.

Passo 3: Conheça seu objetivo final - Se você quer ter uma figura perfeita e peso corporal, você precisa criar maneiras de alcançá-lo. Além das rotinas diárias, você precisa aprender a cozinhar alimentos saudáveis, participar de programas de fitness e outras atividades relacionadas.

Passo 4: Estabeleça prazos para os seus objectivos - Se notar que está continuamente a atingir os seus objectivos finais, tem de se recompensar a si próprio. Dependendo de suas preferências, você pode ir às compras, fazer uma viagem de fim de semana, fazer um tratamento facial e muito mais.

Passo 5: Mantenha-se Motivado - Apesar de ter atingido o seu objectivo principal, precisa de fazer exercício diariamente e viver um estilo de vida saudável. Isto pode ajudar a manter seu corpo e peso da maneira que você quer.

Ao definir metas de perda de peso e manutenção, você deve ser sempre realista. Isso significa que você não precisa escrever nenhuma atividade, especialmente quando você realmente não pode fazer isso. Durante a primeira semana do programa da perda do peso, certifique-se que você pode a fazer e que você tem bastante tempo para fazer todos os exercícios relacionados.

Se você sabe como definir metas de perda de peso e manutenção, você não precisa se preocupar com suas atividades diárias. Desde que você necessita escrever para baixo todas as atividades que você necessita fazer, você será guiado sempre em como reduzir mais peso.

No final de seus objetivos exatos, você não precisa perguntar a seus amigos ou outros especialistas sobre o objetivo que você realmente quer alcançar. Portanto, é fácil para você encontrar maneiras de alcançar seus objetivos preferidos.

Aprender a comer...

Comer bem não significa que tenhas de seguir planos alimentares rígidos. Se você quiser comer a quantidade e o tipo direitos de alimentos, tudo que você necessita fazer é saber os alimentos diferentes que são carregados com nutrientes perfeitos. Você pode fazer isso pedindo ajuda a especialistas ou lendo livros de saúde.

> ### Nutrição adequada para perda de peso

Se quiser perder peso, deve concentrar-se nas suas refeições diárias. Você necessita saber não somente os alimentos que você necessita comer, mas também os alimentos que podem disparar sua condição do peso. Em vez de se preocupar com isso, aqui estão algumas dicas para ter em mente:

- Conheça os alimentos exatos que

você precisa comer - Algumas pessoas se abstêm de comer para reduzir seu peso. Este esquema não é aconselhável. Se tens fome, tens de comer, mas com limitações. Se continuar a comer menos alimentos, pode sofrer de problemas de saúde complicados, como a fadiga.

- Coma mais vegetais e frutas frescas - Alimentos nutritivos podem ajudá-lo a perder peso. Estes alimentos são perfeitos em vez de comer alimentos insalubres todos os dias. Se você mudar para um estilo de vida saudável, espere perder peso e ter uma condição corporal perfeita.

- Evite saltar refeições - Se continuar a saltar refeições, poderá ter mais fome na próxima refeição. Tanto quanto possível, você precisa comer de cinco a seis vezes por dia. Mas, tens de comer uma pequena quantidade. Nunca faças multitarefa e não vejas televisão enquanto comes. Enquanto comes, senta-te e presta atenção à tua comida.

- Beba mais água - O seu corpo precisa de mais água. Beber mais água é altamente recomendado do que consumir refrigerantes.

Antes de comer, tem de beber um pouco de água para reduzir a ingestão de alimentos. Isto pode ajudar a reduzir mais gordura corporal.

- Faça um diário - Fazer um diário é uma forma eficaz de monitorizar os seus hábitos alimentares diários. Dependendo de seus alimentos favoritos, você precisa escrevê-lo e você saberá a quantidade exata de alimentos que você come.

- Tente novos alimentos - Mesmo que você esteja planejando perder peso, isso não significa que você tem que renunciar a comer seus alimentos favoritos. Em vez de comer os mesmos tipos de alimentos uma e outra vez, você precisa tentar receitas novas e saudáveis.

- Limpe sua cozinha - Significa que você precisa remover todos os alimentos

que podem destruir sua dieta saudável regular. Tanto quanto possível, compre apenas alguns alimentos sugeridos pelo seu nutricionista. Este é um movimento excelente para mantê-lo de comer suas batatas fritas de batata favoritas ou outros alimentos insalubres.

Através de seu conhecimento de como comer bem, você não tem que se preocupar com seu peso e condição corporal. Você pode facilmente se motivar para reduzir mais gordura. Se você ainda está confuso sobre como comer bem, você está livre para consultar o seu nutricionista.

Note que não há nada de errado em você comer comida. Certifica-te de que estás a comer os mais saudáveis e correctos. Você também deve monitorar sua ingestão diária para evitar o ganho de peso. Se você está motivado e comprometido com seu objetivo específico, você pode alcançá-lo, não importa o custo.

Alternativas à perda de peso

Para perder peso, algumas pessoas preferem comprar suplementos ou comprimidos. Outros também desejam submeter-se a vários procedimentos cirúrgicos. Quaisquer que sejam as escolhas que você faça, você precisa estar mais informado sobre como elas funcionam.

Se você quiser confiar em pílulas de perda de peso, você deve examinar cada um dos suplementos disponíveis no mercado. Em alguns casos, as pessoas preferem obter pílulas caras pensando que são mais eficazes em comparação com as mais baratas. Se você escolher tipos acessíveis ou caros, você não pode facilmente determinar sua função exata se você não entender seus vários ingredientes.

Antes de comprar qualquer pílula ou suplemento, a melhor opção que você deve tomar é começar a ler suas opiniões. Ao ler os comentários, você tem que navegar não apenas por um, mas por vários sites. Quanto mais comentários você ler, maior a probabilidade de obter informações mais valiosas. Para se certificar de que obtém um tipo ideal de pílula de perda de peso, é melhor procurar ajuda especializada. Você pode também perguntar a seus doutores sobre o tipo e o tipo exatos de comprimido que você necessita fazer exame.

Porque o dinheiro desempenha um papel vital na compra de pílulas de perda de peso eficaz, você não precisa confiar em um muito caro. Na verdade, existem vários comprimidos ou suplementos que são baratos, mas vêm com resultados eficazes. Não se esqueça de comparar um comprimido com outro para uma compra perfeita.

Se você quiser comprar pílulas através

de planos locais ou online, não se esqueça de navegar em sua loja favorita. Algumas lojas são eficazes e outras não. Para ter certeza de que você nunca será enganado por nenhum fornecedor de fraudes, sempre leia os diferentes depoimentos de seus clientes passados e atuais. Isto pode ajudá-lo a decidir se a sua loja desejada lhe oferece um suplemento ideal ou não.

➢ *Qual é a eficácia da cirurgia para perda de peso?*

Para aqueles que podem pagar, eles preferem confiar em procedimentos cirúrgicos para remover o excesso de gordura corporal. Se és um deles, tens de encontrar o melhor cirurgião. A procura do melhor cirurgião não é muito difícil. Você pode encontrar um, pedindo ajuda aos seus amigos de confiança. Você também pode ler alguns comentários online para obter um cirurgião confiável.

Os procedimentos cirúrgicos de perda de peso também são eficazes. No entanto, deve seguir as prescrições do seu cirurgião antes e depois da cirurgia. Você também precisa estar mais consciente de suas atividades diárias para evitar quaisquer efeitos colaterais.

Se você quer se submeter a procedimentos cirúrgicos, tomar pílulas, ou praticar a maneira natural de perder peso, você pode obter os resultados que você preferir. Apenas certifique-se de que sabe como fazê-lo com precisão para garantir resultados positivos.

Conclusão

Tem excesso de gordura corporal? Se a resposta for sim, você provavelmente tem sua própria razão para escolher queimar mais gordura e conseguir uma condição perfeita do peso do corpo. Por que as pessoas preferem perder peso? Uma forma de corpo ideal e uma condição de peso oferecem múltiplos benefícios.

➢ **Outros benefícios da perda de peso**

- Olhe Sexy e atraente - Se você continuar perguntando por que a maioria das pessoas preferem perder peso, a maioria deles dão respostas semelhantes. Ambos os homens e mulheres querem reduzir mais gordura corporal para torná-los mais atraentes.

- Olhe mais saudável e mais ativo - Se você está planejando perder peso, você precisa comer alimentos nutritivos como frutas e vegetais. Como resultado, você vai conseguir uma forma perfeita do corpo, ao mesmo tempo em que ganha o benefício de praticar um estilo de vida saudável.

- Poupe mais dinheiro - Quando estiver a perder peso, precisa de comer alimentos saudáveis. Portanto, você não precisa comprar nenhum alimento que possa destruir seus hábitos alimentares. Isto pode ajudá-lo a poupar mais dinheiro.

- Saiba como gerir o seu estado de saúde - Se quiser perder peso, deve provavelmente começar por consultar o seu médico. Com este, você aprenderá diversas coisas sobre perder peso e viver saudavelmente.

Com os vários benefícios da perda de peso, todos são incentivados a lidar com uma dieta confiável e programas de treinamento. Como outros, você não precisa depender de vários programas.

Mesmo que você continue participando de várias atividades, nunca será eficaz se você não tiver autocontrole ou motivação. Portanto, certifique-se sempre de seguir sua programação para garantir resultados efetivos.

O controle da perda de peso não é muito complicado. Se você tem um objetivo específico, tudo o que você precisa fazer é encontrar maneiras de alcançá-lo. Através da ajuda da gestão da perda de peso, você é guiado para as atividades específicas que você precisa fazer. Você também saberá os diferentes alimentos que você precisa comer.

Para os principiantes, pode ser difícil seguir os seus horários. No entanto, se você está ansioso para atingir seu objetivo, tudo ficará bem. Isto é porque a maioria de povos preferem perder o peso usando um programa especial da monitoração.

Estás preocupado com o teu excesso de

gordura? Se assim for, então não precisas de sofrer as suas consequências. Não deixes que os outros te intimidem só por causa da tua aparência física. Se você é obeso, então, você precisa encontrar maneiras de resolver isso manualmente. Através da prática de um plano de perda e gestão de peso, tudo estará em boas condições. Após várias semanas e meses, você notará que está perdendo mais gordura.

Se você quer perder peso ou apenas manter uma forma saudável do corpo, há sempre uma maneira específica de alcançar esse objetivo. Depois de queimar mais gordura, você tem confiança para enfrentar outras pessoas. Você também é livre para usar as roupas que quiser.

Seguindo estes diferentes guias, você é livre para fazer o que quiser. Então, comece a mudar a sua actividade diária agora! Aprenda a praticar um estilo de vida saudável e veja como isso afeta sua condição de peso.

Olhar e sentir-se bem consigo mesmo é possível. Embora possa parecer uma tarefa assustadora, com a orientação certa, ela se tornará muito mais simples. Desde que você estabeleça uma rotina eficaz e a siga diariamente, você certamente experimentará resultados. Não tenha mais vergonha de si mesmo! Comece a desfrutar da sua vida e comece a viver um estilo de vida mais saudável.

Agora sim, desejo-lhe o melhor em seus resultados, e lembre-se, tudo é prático; teoria sem ação não tem utilidade para você.

Um grande abraço, o teu amigo Jessy!

Pela maneira, quando você alcança seus resultados pouco a pouco, eu recomendo-o altamente, se você quiser aprender muito mais sobre métodos de perder o peso, meu livro, "aprenda a maximize seu metabolism", é um livro que eu sou certo lhe ajude muito em seu trajeto à "saúde boa".

Sem mais delongas, você pode encontrá-lo no motor de busca da Amazônia, por título ou procurando meu nome, como por exemplo: "Jessy M. Brown"... Mais uma vez, desejo-lhe sucesso nos seus resultados!